INSTRUCTION
HYGIÉNIQUE ET MÉDICALE

A l'usage du Personnel

DE

MM. VITALI, PICARD, CHARLES ET Cᵢₑ

(CHEMINS DE FER DE L'ITALIE MÉRIDIONALE)

Par le Dʳ A. FOURNIER,

Médecin des Hôpitaux civils de Paris,
Professeur agrégé de la Faculté.

—❧∞❧—

PARIS

Aⁿᵉ Mᵒⁿ BÉNARD. — Imp. SERINGE FRÈRES,

2, PLACE DU CAIRE, 2

1864

INSTRUCTION

HYGIÉNIQUE ET MÉDICALE

L'homme qui change de climat ne conserve la santé qu'à la condition d'accommoder ses habitudes, son régime, son genre de vie aux exigences du pays nouveau qu'il va habiter.

L'acclimatement est surtout dangereux par l'oubli des lois de l'hygiène. Or l'hygiène des pays chauds diffère essentiellement de celle des climats tempérés.

L'Instruction suivante indique, sous une forme sommaire, les principales règles d'*hygiène* à observer dans le climat de l'Italie méridionale; règles relatives surtout à l'habitation, aux aliments, aux boissons, aux vêtements, au travail, aux soins du corps, etc.—Elle contient aussi une indication succincte des *premiers soins* qu'il convient d'appliquer, en l'absence d'un médecin, à certaines maladies ou certains accidents qui réclament un secours immédiat.

HYGIÈNE

Dans le climat de l'Italie méridionale , l'homme rencontre deux ennemis : la chaleur et le miasme des marais. C'est à combattre ces deux influences nuisibles que s'attache l'hygiène par l'ensemble des précautions suivantes :

Stationnements, Habitation.

1° Choisir pour lieux de stationnement des endroits *élevés* et *secs*. (L'élévation des lieux met à l'abri des miasmes des marais et diminue la température.)

Eviter donc les vallées, les lieux bas , encaissés, humides.

Eviter surtout le stationnement près des marais, des eaux stagnantes, croupissantes, des mares, etc.

Au voisinage des marais, ne jamais fixer sa tente que sur un endroit élevé et protégé par un abri naturel (rangée d'arbres, colline, etc.) contre les vents qui viennent des marécages. Orienter la tente de façon que l'ouverture soit opposée aux marais.—Dans une maison, choisir de préférence les étages élevés et l'exposition opposée aux marais. — Ne pas ouvrir les fenêtres qui donnent sur les marais. — Tenir les fenêtres fermées le soir, la nuit et le matin; car c'est au moment le moins chaud de la journée que les miasmes des marais sont le plus abondants et le plus redoutables.

Les ouvriers devront encore éviter de coucher près des lieux où l'on aura fait de grands mouvements de terre, des tranchées, des défrichements, des remblais, etc.

Choisir une chambre large, élevée. — Si plusieurs personnes doivent coucher dans une même chambre, il importe d'assurer la salubrité de cette chambre par les précautions suivantes : Tenir la chambre dans un grand état de propreté. — La ventiler en tenant les fenêtres ouvertes une partie de la journée (de 10 heures du matin à 6 heures du soir). — Ne jamais y laisser séjourner les urines, les eaux ménagères, le linge sale. — Ventiler et laver les latrines communes.

Autant que possible disséminer les ouvriers. —*Eviter les chambrées*, qui exposent un grand nombre d'individus à respirer un air vicié et propre à engendrer des maladies.

Aliments, Boissons.

I. La première règle du régime alimentaire, c'est d'*éviter tout excès*. Cette règle est surtout importante dans les pays chauds, où *les excès de nourriture, les excès de boissons exposent l'homme aux plus graves dangers.* C'est de semblables excès que résultent les diarrhées, les dysenteries, les cholérines, les fièvres, les congestions cérébrales, etc. — Une alimentation modérée est donc de rigueur pour conserver la santé.

II. L'homme n'a besoin, dans les pays chauds, que d'une *quantité d'aliments inférieure* à celle qui lui est nécessaire dans les pays tempérés. Il faut, sous peine de maladies, *manger moins* en Italie qu'en France. On ne résiste à la chaleur qu'en modérant le régime.

III. Le régime doit être proportionné à la dépense d'exercice et de force musculaire. L'homme qui travaille de tête a besoin de moins d'aliments que l'homme qui travaille de ses bras.

IV. Le régime doit être *mixte*, c'est-à-dire composé à la fois de viandes et de végétaux. Mais la proportion des viandes doit être inférieure à celle que l'on a besoin de consommer en France.

Les viandes sont nécessaires à l'ouvrier, mais en quantité modérée. — Autant que possible, faire usage de viandes fraîches. Le bœuf, le veau, le mouton, les volailles, sont de bonnes viandes dont on peut se nourrir habituellement. — User plus modérément et plus rarement du gibier. — Manger peu de viande de porc et de charcuterie. — Les salaisons sont mauvaises comme nourriture habituelle et prolongée; elles sont indigestes et stimulent trop l'estomac. N'y avoir recours que par intervalles, et faute de mieux.

Les bouillons, les potages gras ou maigres, les œufs frais et à la coque, le poisson frais, les fromages non fermentés, constituent de bons aliments.

Préférer le pain rassis au pain tendre.

Ne faire qu'un usage modéré de féculents : pois, haricots, pommes de terre, etc. — Ce sont de bons aliments à petite dose ; mais, employés en excès ou exclusivement, ils deviennent nuisibles.

Il en est de même du lait. A petite dose, c'est un bon aliment. Pris en excès, il produit de la diarrhée, des dérangements intestinaux, etc.

Eviter les aliments gras, les matières grasses (beurre, graisses d'animaux) ; — les aliments indigestes (œufs durs, pâtés, etc.). Eviter surtout les condiments âcres : poivre, piment, moutarde, raifort. On fait à tort dans les pays chauds un grand usage de ces substances, qui peuvent développer des maladies d'intestins.

Les *végétaux sont nécessaires, indispensables à l'alimentation des pays chauds.* Ce serait une faute grave de s'en abstenir dans la crainte de la diarrhée. Les végétaux, à part quelques-uns qui sont très-indigestes, ne développent de troubles intestinaux que par l'usage abusif qu'on en fait quelquefois.

Les légumes frais et les fruits doivent entrer dans l'alimentation. Les herbes potagères, les salades peu épicées, sont d'un très-utile emploi. — Mais n'en pas faire excès, et surtout n'en pas faire sa nourriture exclusive.

Les fruits sucrés et bien mûrs, les fruits acides même, concourent efficacement à protéger la santé. *Pris à petites doses, ils sont donc très-utiles. Pris en excès, ils sont nuisibles,* en déterminant des diarrhées, des dysenteries, des cholérines. — S'abstenir surtout de fruits verts non parvenus à maturité.

Boissons. — Les excès alcooliques sont meurtriers dans les pays chauds. — S'abstenir donc d'eau-de-vie, de rhum, de liqueurs fermentées, et surtout d'absinthe.

Le vin ne doit être pris qu'en faible quantité. Il est utile au travailleur, mais à une dose bien plus modérée qu'en France. Il convient donc que chacun diminue la dose de vin à laquelle il était habitué dans nos pays. — Le vin doit être pris aux repas, et seulement aux repas. — Ne boire jamais de vin ou de liqueurs à jeun. C'est le vin rouge ordinaire qui est préférable. S'abstenir de vins blancs et de vins spiritueux.

Le *café* est une bonneb oisson. Il est utile surtout au voisinage des marais. Mais il doit être léger, faible, semblable à celui qu'on boit en Afrique.

Le thé est encore une boisson convenable.

Les orangeades, les limonades sont des boissons dont il faut être réservé. Prises en excès et habituellement, elles occasionnent des diarrhées et des dérangements d'intestins.

Apporter une grande attention à la *qualité de l'eau à boire*. Ne boire, autant que possible, que de l'eau courante, de l'eau des fleuves, des rivières, des sources. Si l'on est obligé de boire de l'eau de pluie, de l'eau des mares, des citernes, ne se servir de cette eau qu'après l'avoir fait bouillir et l'avoir ensuite abandonnée à l'air un certain temps ; — et, mieux encore, ne jamais boire d'eau seule ; ajouter à l'eau un peu d'eau-de-vie, de vin, ou la prendre sous forme d'infusion de thé ou de café très-faible.

Boire modérément. — C'est une erreur de croire que l'on résiste à la chaleur et à la soif en se gorgeant de liquides. Des excès de boissons produisent des dérangements d'intestins, des transpirations abondantes, et consécutivement une diminution notable des forces.

Se garder de boire une eau très-froide quand le corps est en sueur.

— Au voisinage des marais, le régime doit être un peu plus substantiel. Le vin et les viandes deviennent plus nécessaires. Le café surtout est très-utile. — C'est dans ce périlleux voisinage qu'il faut redoubler de vigilance et se protéger contre le fléau par une hygiène attentive.

Vêtements.

Protéger la tête contre l'action directe du soleil, à l'aide d'un chapeau de paille à larges bords qui abrite à la fois le crâne et les yeux contre les rayons solaires. — Si le soleil est très-ardent, il est prudent de faire usage du *couvre-nuque*. Pour cela, placer sous le chapeau un mouchoir qui descende jusque sur les épaules, et couvre ainsi la nuque, le cou et les parties latérales du visage.

Vêtements légers, amples, blancs. — Les *étoffes de laine* sont préférables à toutes les autres dans les pays chauds. Elles sont bien préférables surtout au coton et à la toile. Elles isolent très-bien le corps, le protégent contre la chaleur, et le préservent contre les différences considérables de température qui existent entre le jour et la nuit.

Des ceintures de flanelle sont d'un emploi fort utile dans les pays chauds.

Ne jamais travailler le corps nu. — Le meil-
leur vêtement de travail pour les ouvriers consiste en une blouse de laine blanche et un
pantalon de toile. — Changer chaque soir la
blouse de travail contre une chemise de laine.

Tenir les vêtements dans un grand état de
propreté. Les laver souvent ; en changer le
plus souvent possible.

Sécher avec soin les vêtements, s'ils ont été
mouillés par la pluie, le brouillard ou la sueur.

Avoir soin de se bien couvrir la *nuit*. — Pour
les excursions du soir ou de la nuit, se couvrir
d'un manteau. Dans les pays chauds, les variations de température sont si tranchées du jour
à la nuit, que le vêtement de la journée serait
absolument insuffisant le soir.

Soins du corps. — Bains.

Une excessive propreté du corps est indis-
pensable dans les pays chauds. — Lavages fréquents. — Une *ablution* froide, faite sur tout

le corps, matin et soir, est une excellente habitude hygiénique.

Bains fréquents. — Le bain froid, pris avec précaution, est très-avantageux pour modérer la chaleur et ranimer les forces. — Ne pas se jeter à l'eau au moment où le corps est en sueur.

Bains de mer.

Heures de travail, de repos.

Repos au milieu du jour. — Les heures de repos seront avantageusement consacrées au sommeil.

Ne pas braver l'ardeur du soleil au milieu de la journée. L'exercice et le travail intempestif pendant les heures les plus brûlantes du jour sont une cause de maladies et de mortalité chez les nouveaux venus, qui croient à tort pouvoir braver impunément l'accablante chaleur à laquelle les indigènes eux-mêmes n'essayent pas de résister.

Se coucher de bonne heure. — Ne jamais

dormir en plein air. — Ne jamais laisser les fenêtres ouvertes pendant la nuit.

Pendant la nuit, se protéger contre les insectes à l'aide d'une gaze couvrant le visage.

Au voisinage des marais, éviter surtout de sortir le soir ou la nuit. C'est là surtout qu'il importe de tenir les fenêtres fermées après le coucher du soleil, de ne pas dormir au voisinage des eaux stagnantes, de ne pas coucher à terre.

— Tout ouvrier qui supporterait mal la chaleur, qui deviendrait sujet à des indispositions répétées, qui se sentirait affaibli, maladif, devra quitter les travaux, rentrer dans une station plus salubre et y prendre quelque temps de repos. Si, malgré ces précautions, la santé ne s'améliore pas, si surtout la fièvre se manifeste, alors le malade doit revenir en France sans tarder davantage, et sans continuer une lutte inégale qui compromettrait son existence.

II

Indication des premiers soins à donner aux Malades ou aux Blessés, avant l'arrivée du Médecin.

FIÈVRES DE MARAIS

I

FIÈVRE INTERMITTENTE

(FIÈVRE D'ACCÈS, FIÈVRE RÉGLÉE, FIÈVRE PÉRIODIQUE.)

Causes.

1° Voisinage des marais ;

2° Défrichements, travaux de terrassements, remuement de terrains.

Symptômes.

La maladie consiste en une série d'accès fébriles de quelques heures, séparés par des intervalles où la fièvre disparaît et où la santé se rétablit d'une façon complète ou presque complète.

Elle débute souvent d'une façon brusque, sans que rien l'annonce. Précédée d'autres fois par du malaise, du mal de tête, de la pâleur.

L'*accès* commence par un FRISSON. Le malade éprouve une sensation de froid des plus vives, avec claquement de dents, pâleur, anxiété. — Puis, à ce froid succède de la CHALEUR. Une chaleur brûlante, générale, envahit le corps ; la face devient rouge, animée. — Puis, après quelques heures, une SUEUR abondante se manifeste.

Cette sueur termine l'accès. Le malade se rétablit *en apparence* et *se croit guéri*. Mais, le lendemain ou le surlendemain, un accès semblable se manifeste, après lequel la santé se rétablit encore. De nouveaux accès se succèdent ensuite à jour fixe, si le mal n'est pas combattu.

Danger.

Cette fièvre n'est pas très-dangereuse si elle est traitée, surtout au début. Non traitée, elle peut devenir très-grave et entraîner la mort.

Fièvre sujette à rechutes et à récidives. — Ces rechutes sont très-dangereuses pour les sujets affaiblis, peu vigoureux, qui doivent, sans essayer de résister au mal, quitter un climat qui leur deviendrait fatal. Si même le malade est robuste, après une seconde ou une troisième rechute, il doit gagner une station plus salubre.

Traitement.

1° *Pendant l'accès :* Peu de chose à faire. Pendant le frisson, réchauffer le malade à l'aide de couvertures, de linges chauds; lui donner quelques tasses de thé chaud (paquet n° 15).—Pendant la période de chaleur, donner au malade de la limonade à l'orange.—Pendant la période de sueur, éviter que le malade se découvre et prenne froid ; le changer de linge. Lui donner, s'il se sent fatigué, quelques cuillerées de vin et un peu de bouillon.

2° *Après l'accès :* Immédiatement *après* l'accès, *administrer le sulfate de quinine.* Donner au malade un gramme et demi de sulfate de quinine (paquet n° 16), dissous dans une tasse de café, à prendre en quatre fois dans la journée, toutes les quatre heures, par quart.

On peut encore prendre le sulfate de quinine dans un verre d'orangeade ou de limonade sucrée, que l'on boit en quatre fois dans la journée. Mais cette boisson est amère.—Pour éviter le dégoût que produit parfois cette amertume sur certains malades, on peut administrer ce médicament entre deux tranches de confitures, dans un fruit, etc. Avoir soin seulement, dans ce dernier cas, de boire après chaque prise du remède quelques cuillerées de limonade.

Continuer le même médicament, à la même dose, dans les jours suivants.

3° *Mander aussitôt un médecin près du malade, dès la première apparition du mal.* — *Faire surveiller le malade dans les jours suivants, car une fièvre, d'apparence bénigne dans les premiers accès, peut devenir pernicieuse, c'est-à-dire très-grave dans les accès qui suivront.*

II

FIÈVRES PERNICIEUSES

Ce sont des *fièvres de marais* sous une forme très-grave, si grave qu'elles peuvent entraîner la mort après le troisième ou le second accès, ou même, plus rarement, dès le premier.

Causes.

Séjour au voisinage de marais.

Symptômes.

La maladie procède généralement *par accès,* comme la fièvre intermittente simple, décrite précédemment. Ce qu'il est important de savoir, c'est qu'entre ces accès la santé peut se rétablir assez complétement pour que le malade se trouve guéri. *C'est la sécurité qu'inspire ce rétablissement momentané qui constitue souvent le danger de ces fièvres.*

On reconnaît le mal aux symptômes suivants :

1° Ou bien les symptômes sont ceux de la fièvre intermittente simple décrite plus haut, mais avec exagération de l'un d'eux, tels que : frisson très-intense et très-prolongé, avec peau glacée, langue froide, visage décoloré, pouls insensible; — chaleur excessive; — ou sueur extraordinairement abondante, mouillant les draps, les matelas;

2° Ou bien, apparition brusque d'un symptôme grave, telque : faiblesse excessive, accablement, anéantissement, avec altération profonde de la face ; — ou bien sommeil profond, assoupissement invincible, avec insensibilité et apparence d'apoplexie ; — ou bien délire, convulsions ; — ou bien encore défaillances, anxiété, syncope, douleurs vives au creux de l'estomac, vomissements répétés, douleurs de ventre, diarrhée intense.

Après quelques heures de durée, ces divers symptômes peuvent disparaître, et la santé se rétablit en apparence. *Si le malade néglige de se traiter, un nouvel accès reparaîtra inévitablement et pourra devenir fatal.*

Quelquefois le mal ne prend pas aussi rapidement une allure grave et pernicieuse. Le malade a d'abord plusieurs accès de fièvre régulière et simple. (Voyez *Fièvre intermittente simple.*) Puis des phénomènes graves se manifestent dans les accès suivants, qui deviennent pernicieux et compromettent très-rapidement la vie, si le traitement n'est pas institué immédiatement.

Quelquefois aussi les accès pernicieux ne sont pas séparés les uns des autres par des intervalles analogues à ceux de la fièvre intermittente simple.

Danger.

Excessif, énorme. Il est peu de maladies plus sûrement et plus rapidement mortelles.

Traitement.

Le moindre retard dans le traitement peut être fatal. *Dès le premier soupçon du mal, administrer le sulfate de quinine,* comme il suit :

Donner immédiatement au malade :

1° Une tasse de café faible où l'on aura dissous *deux grammes* de sulfate de quinine (deux des paquets n° 17). Le malade boira cette tasse de café en deux heures, par quart, de demi-heure en demi-heure.

2° Un lavement composé ainsi :

Eau, 250 grammes (un quart de litre); Sulfate de quinine un gramme (un des paquets n° 17).

Faire mander un médecin en toute hâte près du malade.

En l'absence du médecin, continuer le lendemain l'administration du sulfate de quinine comme il suit :

1° Dans une grande tasse de café faible, dissoudre deux grammes de sulfate de quinine (deux des paquets n° 17) ; faire prendre cette infusion au malade dans les 24 heures, par quart, toutes les six heures.

2° Donner un lavement composé comme celui de la veille.

Le troisième jour et les jours suivants, jusqu'à l'arrivée du médecin, continuer l'administration du sulfate de quinine, comme les jours précédents. Seulement, ne plus donner le lavement au sulfate de quinine.

N. B. Si le malade vomit le sulfate de quinine, donner, matin et soir, un lavement avec un gramme et demi du même sel (un des paquets n° 16), et cesser l'administration du médicament par la bouche.

Pour que le malade conserve le lavement au sulfate de quinine, il sera utile d'administrer d'abord un lavement d'eau pure, qui sera évacué ; puis donner ensuite le lavement au sulfate de quinine.

—Si le malade souffre d'une douleur très-vive, on pourra lui donner en plus 15 à 20 gouttes de laudanum de Sydenham (flacon n° 2) dans un quart de verre d'eau sucrée.

S'il est très-affaibli, quelques cuillerées de vin, et de temps en temps un peu de café noir.

S'il est somnolent, engourdi, promener des

sinapismes sur les membres inférieurs. Administrer du café fort par la bouche ou en lavement.

— Continuer plusieurs jours l'administration du sulfate de quinine, *en surveillant assidûment le malade*, et diminuer progressivement les doses de ce remède à mesure que l'amélioration se confirme.

Le malade qui aura été atteint une fois d'une fièvre pernicieuse devra quitter le pays.

III

L'influence des marais développe encore d'autres maladies, parmi lesquelles il faut en signaler une qui exige un traitement rapide, sous peine de compromettre la vie. C'est une maladie qui se caractérise de la sorte :

Fièvre permanente, continue, avec redoublements, c'est-à-dire avec accès de frisson, de

chaleur et de sueur, apparaissant tous les jours
ou tous les deux jours.

Cette fièvre s'accompagne d'*abattement*, de *douleurs* au creux de l'estomac et à la base de la poitrine, de *vomissements bilieux*, quelquefois de délire.

Elle se traite comme la fièvre des marais. Administrer immédiatement le *sulfate de quinine*, à la dose d'un gramme et demi chaque jour (un des paquets n° 16), dans une tasse d'infusion de café faible, que le malade boira en quatre ou cinq fois dans les vingt-quatre heures.

IV

Si, après avoir éprouvé des fièvres ou même sans les avoir éprouvées, une personne se sent affaiblie, maladive; si son teint s'altère et devient jaunâtre; si surtout il se manifeste un peu d'enflure autour des chevilles ou aux pieds, il convient, sans plus attendre, de se soustraire à l'influence des marais et de gagner une station salubre. Il faut même ne plus s'exposer aux mêmes influences, et revenir en France.

FIÈVRE GASTRIQUE

(EMBARRAS D'ESTOMAC AVEC FIÈVRE, EMBARRAS GASTRIQUE).

Symptômes.

Malaise, courbature, accablement, insomnie.

Perte d'appétit; dégoût pour les aliments. — Bouche amère. — Langue blanche ou jaune. — Envies de vomir, nausées, renvois. Vomissements bilieux. Pesanteur au creux de l'estomac.

Mal de tête. Tête lourde, pesante.

Teint un peu jaunâtre.

Fièvre (chaleur, frissons, pouls accéléré).

Causes.

Changement de climat.

Chaleur. Saisons chaudes. Changements de saisons.

Excès alcooliques. — Excès d'aliments. Aliments indigestes.

Danger.

Nulle gravité quand la maladie est simple.

Traitement.

Repos. — Diète. — Boissons acides (orangeade, limonade au citron).

Se faire vomir avec deux grammes de poudre d'ipécacuanha (un des paquets n° 19). Diviser ce paquet en trois parties égales ; prendre chaque tiers dans un quart de verre d'eau tiède, le second tiers cinq minutes après le premier, et le troisième cinq minutes après le second. — Avaler ensuite quelques verres d'eau tiède.

Le lendemain, se purger avec 45 grammes de sulfate de magnésie (un des paquets n° 21).

Délayer ce paquet dans deux verres d'eau, et prendre ces deux verres à vingt minutes environ l'un de l'autre.

Dans les jours suivants, nourriture légère et très-douce. — Le retour à la santé ne se fait pas longtemps attendre.

DIARRHÉE

Causes,

Excès de nourriture ou alimentation mauvaise ; excès de fruits ; fruits verts ; aliments indigestes.— Eau de mauvaise qualité.— Boissons froides prises en excès, surtout au moment où le corps est en sueur. — Excès de boissons acides (limonade).

Coup de froid. — Changement brusque de température. — Coucher sur la terre.

Symptômes.

Selles fréquentes, liquides, abondantes.
Coliques.

Traitement.

1° Diète, si la diarrhée est abondante. Si elle
est de moyenne intensité, se borner à prendre
pour nourriture des bouillons, des potages au
riz, des œufs à la coque.

2° Pour boisson, tisane d'eau de riz ou bien
eau albumineuse. (Cette eau se prépare ainsi :
Délayez à froid quatre blancs d'œufs dans un
litre d'eau ; sucrez, et, s'il est possible, ajoutez
un peu d'eau de fleurs d'oranger. A prendre par
verrées dans la journée.)

3° Prendre chaque jour quatre bols (ou pi-
lules) de *Diascordium;* deux bols le matin et
deux bols dans l'après-midi (boîte n° 14).

4° Quart de lavement laudanisé (15 gouttes de
laudanum (flacon n° 2) dans un verre d'eau).
— Ce lavement ne devra pas être rendu. Pour

le conserver facilement, prendre d'abord un premier lavement d'eau pure ou d'eau de gui-mauve (paquet n° 31) ; rendre ce lavement, et prendre ensuite le quart de lavement laudanisé.

5° En cas de coliques, cataplasmes de farine de lin sur le ventre. (On trouve dans la boîte de secours de la farine de lin (n° 30) et de la mousseline à cataplasmes).

Continuer cette médication jusqu'à suppression de la diarrhée.—Après guérison, nourriture douce pour quelques jours : poissons, viandes blanches, œufs à la coque, potages au riz. S'abstenir de fruits. Ne pas boire d'eau froide. — Éviter toute cause de refroidissement. — Si la diarrhée paraît due à l'impression du froid, porter une ceinture de flanelle.

DYSENTERIE

Causes.

I. Alimentation de mauvaise qualité : fruit
verts, légumes indigestes, charcuterie. — Excès
de boissons : cidre, bière, lait, pris en excès. —
Usage d'eau de mauvaise qualité, eau croupie,
eau des mares.

II. Impression du froid. Brusques variations
de température.

III. Encombrement, c'est-à-dire séjour d'un
grand nombre d'individus dans une même demeure.

IV. Voisinage des marais.

Symptômes.

Coliques très-vives.

Besoins d'aller à la selle très-fréquents et
presque incessants. Épreintes, faux besoins. —
Selles très-répétées : 10, 20, 40 selles et au
delà en 24 heures.

Les matières rendues sont *sanguinolentes*, rougeâtres, liquides, semblables à de la lavure de chair. Chaque selle s'accompagne d'une très-vive *brûlure à l'anus.*

Avec cela, malaise, faiblesse, pâleur, agitation ; — fièvre intense ; — soif ardente ; — défaillances ; — abattement excessif ; — quelquefois aussi vomissements.

Danger.

Maladie assez grave, si elle est isolée ; maladie excessivement grave en temps d'épidémie.

Traitement.

Pour toute alimentation, quelques petites panades dans la journée. Pas d'autre aliment. Mais ne jamais mettre les malades à une diète absolue.

Pour boisson, décoction d'orge, de riz, ou bien eau albumineuse. (Pour la préparation de cette eau, *Voy.* Diarrhée, p. 34).

Cataplasmes de farine de lin sur le ventre, renouvelés toutes les trois heures et arrosés chacun de 20 gouttes de laudanum de Sydenham (flacon n° 2).

Lavements d'eau de guimauve (paquet n° 31).

Le premier jour, donner au malade 3 *grammes d'ipécacuanha* (c'est-à-dire un des paquets n° 20). Diviser ce paquet en quatre parts, que l'on fera prendre à dix minutes d'intervalle l'une de l'autre, chacune dans un quart de verre d'eau tiède. — Ce remède provoquera des vomissements).

Le lendemain, donner au malade 30 *grammes de sulfate de magnésie* (un des paquets n° 22), dissous dans deux verres d'eau, à prendre à une demi-heure d'intervalle l'un de l'autre.

Chaque jour, matin et soir, un lavement d'eau de guimauve.

Les jours suivants, continuer l'administration du sulfate de magnésie à la même dose (c'est-à-dire un des paquets n° 22), jusqu'à ce que les

matières soient devenues jaunes et ne contien-
nent plus de sang.

Mander un médecin près du malade.

INSOLATION

(ACCIDENTS PRODUITS PAR LE SOLEIL.)

Ces accidents sont divers :

1° Le plus simple est le *coup de soleil,* qui consiste en une rougeur circonscrite de la peau, rougeur s'accompagnant de cuisson, et assez semblable à celle d'un érysipèle. — C'est un accident peu grave par lui-même, et se dissipant rapidement. — Pour traitement : onctions avec huile d'amandes douces (flacon n° 10).

2° *Saignements de nez.* (*Voy.* page 56.)

3° Lourdeur de tête, avec fatigue, accablement, incapacité de travail, défaut d'appétit. — Pour combattre ces phénomènes, il importe

de se soustraire le plus possible à la chaleur
et surtout à l'action directe des rayons du
soleil. Quelques jours de repos sont nécessaires.
— Faire sur le corps des ablutions froides avec
une éponge imbibée d'eau, que l'on promène
sur les membres et sur le tronc. Ces ablutions
seront répétées pendant quelques minutes deux
ou trois fois dans la journée. — Bains frais.
— Bains de pieds sinapisés ou salés (deux poignées de moutarde ou trois poignées de sel pour
un bain de pieds). — Limonade à l'orange. —
Si l'appétit est perdu, si la langue est blanche,
se purger avec 25 grammes de Crème de tartre
(un des paquets n° 25), que l'on fera dissoudre
dans un litre d'eau, et que l'on prendra par
verre de demi-heure en demi-heure.

Ne pas reprendre ses travaux avant que les
accidents aient complétement disparu. Et alors
éviter avec soin de s'exposer à l'action directe
des rayons solaires; se couvrir la tête et la

nuque. (Pour cela, placer sous le chapeau un mouchoir blanc qui retombe sur les épaules, de façon à protéger la nuque, le cou et les faces latérales du visage).—Régime léger pour quelques jours. S'abstenir d'alcooliques. — Éviter toute fatigue.

4° Bien plus rarement, l'insolation détermine des accidents plus graves qui se rapprochent du coup de sang (Voir le paragraphe suivant) : lourdeur de tête ; face gonflée, rouge, quelquefois livide et noirâtre ; yeux injectés ; accablement ; besoin irrésistible de dormir ; impossibilité de marcher, ou marche titubante analogue à celle d'un homme ivre. Puis chute avec perte de connaissance et de sentiment ; respiration ronflante ; quelquefois convulsions ; danger de mort rapide. — Parfois même, après un temps assez court d'exposition à un soleil très-ardent, un malaise considérable se déclare, et le malade tombe comme frappé d'un coup de sang.

Dans ces cas, la première chose à faire, c'est d'emporter le malade à l'ombre, sous un arbre, sous un abri quelconque ; au besoin même, lui faire un abri contre le soleil avec un vêtement, une couverture ; — puis dégager le cou de tout lien ; — placer la tête haute ; — jeter de l'eau sur le visage ; — *tremper des linges dans de l'eau froide et en entourer la tête*, en ayant soin d'éventer le malade ; renouveler ces linges le plus souvent possible. (Ces applications réfrigérantes doivent être prolongées plusieurs jours. Elles constituent la partie la plus importante du traitement). — Placer des sinapismes sur les membres inférieurs. — Faire respirer du vinaigre. — Se conduire en un mot comme dans les cas de coup de sang. (*Voy.* chapitre suivant, page 43.) — Mander en toute hâte un médecin pour pratiquer une *saignée* ou appliquer des *ventouses scarifiées* à la nuque, derrière les oreilles ou aux tempes. (On trouvera dans

la boîte de secours une ventouse et un scarificateur.)

COUP DE SANG

(CONGESTION CÉRÉBRALE, APOPLEXIE.)

Causes.

Chaleur excessive. Coup de soleil.

Excès alcooliques. — Alimentation trop suc-
culente, excessive.

Symptômes.

Quelquefois le coup de sang est précédé de
vertiges, d'éblouissements, de lourdeur de tête
avec tendance au sommeil, de bourdonnements
d'oreilles, de rougeur de la face, etc.

D'autres fois, au contraire, il est subit. Le
malade *tombe sans connaissance*. Ses membres
sont flasques, insensibles. Sa respiration est râ-
lante.

Cet état dure de quelques instants à quelques heures. Puis le malade reprend connaissance. A la suite, tête lourde, fatigue, intelligence un peu paresseuse et comme engourdie.

Danger.

Accident toujours sérieux. Sujet à récidives.

Traitement.

Placer la tête haute. — Enlever la cravate, déboutonner la chemise ; dégager le cou de tous les liens qui peuvent le comprimer.

Appliquer sur le front des compresses d'eau froide. Renouveler ces compresses le plus souvent possible.

Placer des sinapismes sur les membres inférieurs.

Lavement d'eau avec addition de 60 grammes de sulfate de magnésie. (Dissoudre deux des paquets n° 22 dans un demi-litre d'eau, et administrer ce lavement.)

Quand la connaissance est revenue, continuer l'application des compresses froides sur le front et des sinapismes sur les membres inférieurs. — Pour boisson, orangeade. — Bains de pieds sinapisés, le matin et le soir.—Régime sévère, bouillons, potages.

(Un médecin seul peut juger s'il y a nécessité de pratiquer une saignée ou d'appliquer des sangsues aux oreilles.)

DÉFAILLANCE, SYNCOPE.

Dans la simple défaillance, le malade *se trouve mal*, s'affaisse et perd connaissance incomplétement pour quelques instants.

Dans la syncope, mêmes phénomènes, mais plus intenses : perte absolue de la connaissance et du mouvement, suspension des mouvements respiratoires (ce qui distingue la syncope du coup de sang ou de l'apoplexie) ; *face pâle,* lèvres décolorées ; sueur couvrant le front, le visage, le corps. — Après quelques secondes ou quelques minutes au plus, retour à la connaissance et fonctions rétablies.

Causes.

Pertes de sang abondantes ; — émotions ; — chaleur excessive ; — indigestion ; — fatigue ; — morsures d'animaux.

Danger.

Nul pour la simple défaillance. — La syncope n'a pas de gravité en général ; mais, dans quelques cas, elle prend au contraire une gravité extrême et peut entraîner la mort. Donc nécessité de secours prompts et intelligents.

Traitement.

Pour la simple défaillance, jeter de l'eau à la figure, faire respirer du vinaigre des Quatre-Voleurs (flacon n° 6), frictionner le front et les tempes avec un linge imbibé d'eau froide.

Pour la syncope :

Etendre le malade à terre, horizontalement,
LA TÊTE BASSE, et même plus basse que le corps.

Enlever la cravate, ouvrir la chemise, déboutonner le pantalon. Dégager, en un mot, le cou et la poitrine de tous les vêtements qui pourraient exercer une compression.

Puis projeter avec force de l'eau à la figure. Asperger ainsi le visage à plusieurs reprises.

Placer sous les narines le flacon d'ammoniaque (flacon n° 3).

Frictionner les tempes et le front avec de l'eau vinaigrée.

Frictionner les membres ; frapper vivement dans les mains du malade.

Ne pas essayer surtout de faire boire le malade ou de lui verser de l'eau dans la bouche tant qu'il n'a pas repris ses sens.

Quand le malade est revenu à la connaissance, lui faire avaler un verre d'eau froide.

MAUX D'YEUX

(OPHTHALMIES).

Maladie fréquente dans les pays chauds.

Causes.

Impression du froid. Variations brusques de température. — Les sujets qui couchent à l'air, qui laissent leurs fenêtres ouvertes pendant la nuit, sont très-exposés à cette maladie, surtout dans les pays méridionaux, où des nuits froides succèdent à des journées très-chaudes.

Lumière éclatante du soleil. — Fatigue de la vue.

Symptômes.

Œil rouge, douloureux, larmoyant, sensible à la lumière. — Picotements, sensation de sable sous la paupière. — Paupières rouges, gonflées. — Humeur purulente, jaune, s'accumulant dans l'angle interne de l'œil, collant les cils pendant le sommeil.

Traitement.

Se tenir à la chambre, dans l'obscurité. — Tenir l'œil couvert et complétement préservé de la lumière à l'aide d'un bandeau léger placé circulairement autour de la tête et dont l'angle retombe au-devant de l'œil malade. — Laver l'œil malade avec de l'eau de guimauve ou de sureau. Tenir sur l'œil des compresses imbibées du même liquide, en les renouvelant le plus souvent possible.

Trois ou quatre fois par jour, instiller dans l'œil malade quelques gouttes du collyre suivant :

Eau, 30 grammes ; sulfate de zinc, 10 centigrammes (un des paquets n° 26).

Pour préparer ce collyre, mesurer 30 grammes d'eau à l'aide de la mesure graduée contenue dans la boîte de secours ; puis dissoudre dans cette eau un des paquets n° 26.

Se purger avec 45 grammes de sulfate de

magnésie (un des paquets n° 21) dissous dans deux ou trois verres d'eau, à prendre le matin à jeun, de demi-heure en demi-heure.

Matin et soir, un bain de jambes, de dix minutes, dans de l'eau très-chaude, à laquelle on ajoutera deux ou trois poignées de gros sel.

Régime très-doux : potages, bouillons, œufs à la coque ; poisson ou viandes blanches en petite quantité, si le malade a conservé l'appétit. — S'abstenir de café, de vin pur, de liqueurs. — Pour boisson : dans la journée, limonade à l'orange ou au citron ; aux repas, un peu d'eau rougie faible.

— Si, malgré ce traitement, la maladie persiste, se purger une seconde et une troisième fois avec le même sel : 45 grammes de sulfate de magnésie (un des paquets n° 21), à prendre comme il a été indiqué plus haut. — Continuer les bains de jambes, les lotions d'eau de sureau ou de guimauve. — Faire usage, trois fois par jour, du collyre suivant, dont on instillera quelques gouttes entre les paupières :

Eau distillée, 15 grammes ; nitrate d'argent cristallisé, cinq centigrammes.

(Pour préparer ce collyre, mesurer 15 grammes d'eau distillée (flacon n° 13) à l'aide de la mesure graduée; puis verser dans cette eau *cinq gouttes* de la solution de nitrate d'argent contenue dans le flacon n° 12).

Au besoin, quinze sangsues derrière les oreilles.

— Après la guérison, porter des conserves bleues pendant une quinzaine. — Éviter une lumière trop vive. — Ne pas fatiguer les yeux.

MAL DE GORGE

(ANGINE, INFLAMMATION DES AMYGDALES.)

Causes.

Refroidissement, surtout au moment où le corps est en transpiration. — Coup de froid, surtout pendant la nuit. — Maladie fréquente chez les sujets qui couchent sur la terre ou qui dorment en laissant leurs fenêtres ouvertes.

Symptômes.

Douleur de gorge, douleur pour avaler.

Gonflement douloureux des glandes du cou.

Salivation, crachements, toux.

Amygdales volumineuses ; fond de la gorge très-rouge.

Malaise plus ou moins vif ; fièvre ; mal de tête ; perte d'appétit, langue blanche, soif.

Traitement.

Repos à la chambre.

Diète, si la fièvre est vive ; si la fièvre est peu vive, aliments légers (potages, tapiokas, œufs à la coque, poissons).

Pour boisson, infusion de mauve sucrée et chaude, ou toute autre tisane prise chaude (bourrache, violettes, etc.).

Pendant les premiers jours, se gargariser le

plus souvent possible avec une décoction de figues grasses, avec du lait tiède, avec une décoction de guimauve.

Si la langue est très-blanche, si le malade a perdu l'appétit et éprouve des nausées, le faire vomir avec un des paquets n° 19 (poudre d'ipécacuanha, 2 grammes.)

(Diviser ce paquet en trois doses à peu près égales. Prendre chacune de ces doses, à cinq minutes d'intervalle l'une de l'autre, dans un quart de verre d'eau tiède. — Aider ensuite le vomissement en prenant quelques verrées d'eau tiède.)

— Quand la douleur est devenue moins vive, se gargariser cinq ou six fois par jour, et pendant cinq minutes chaque fois, avec le liquide suivant :

Dans un quart de litre d'eau, versez un des paquets n° 27 (alun, 6 grammes) et faites dissoudre. Ajoutez, s'il est possible, quelques cuillerées de miel.

— S'il y a constipation, quelques lavements d'eau avec addition de trois ou quatre cuillerées de miel ou d'huile ; au besoin, lavement composé comme il suit :

Dans un demi-litre d'eau, versez un des paquets n° 21 (sulfate de magnésie, 45 grammes) ; faites dissoudre et administrez le lavement.

DOULEURS, RHUMATISMES
DOULEURS RHUMATISMALES

Ces douleurs sont fréquentes en raison des changements considérables de température qui existent entre le jour et la nuit. — Elles sont, du reste, sans gravité.

Placer des linges chauffés au feu sur la partie douloureuse. La frictionner deux ou trois fois par jour avec une flanelle imbibée d'alcool camphré (flacon n° 9), et laisser cette flanelle sur la partie malade. — Repos.

Si la douleur est très-violente, composer un liniment de la façon suivante :

Mesurez 50 grammes d'huile d'amandes douces (flacon n° 10), à l'aide de la mesure graduée. — Versez cette huile dans une petite fiole. Ajoutez-y 50 à 60 gouttes de laudanum (flacon n° 2), et la valeur d'une grande cuillerée à bouche de chloroforme (flacon n° 4). Bouchez la fiole, et agitez pour opérer le mélange. — Tenir toujours cette fiole bien bouchée.

Versez sur une flanelle une cuillerée de ce mélange ; frictionnez la partie pendant quelques minutes ; puis étendez cette flanelle et laissez-la à demeure sur la région douloureuse. — Renouvelez cette friction deux ou trois fois par jour.

— Si des douleurs articulaires s'accompagnaient d'une fièvre assez intense (rhumatisme articulaire aigu), garder le repos, se mettre à la diète, prendre quelque tisane chaude (bourrache, violette ou mauve) ; appliquer sur les jointures les plus douloureuses des compresses de flanelle, qu'on arroserait au besoin d'une quarantaine de gouttes du liniment précédent, et mander un médecin près du malade.

SAIGNEMENT DE NEZ

Le saignement de nez s'arrête le plus souvent de lui-même. Mais parfois il se prolonge, devient excessif et dangereux par son abondance. Il faut alors l'arrêter de la façon suivante :

Maintenir la tête droite, élevée. (Si le malade penche la tête, le sang coule avec plus d'abondance.) — Tenir levé en l'air le bras correspondant à la narine d'où coule le sang.

Appliquer des linges trempés dans de l'eau froide sur le front, les tempes et la nuque.

Aspirer par le nez, à plusieurs reprises, de l'eau froide ou de l'eau vinaigrée (3 cuillerées

de vinaigre ordinaire pour un verre d'eau).
— Introduire ensuite dans la narine d'où coule
le sang un tampon de charpie imbibée de vinaigre étendu (une partie de vinaigre ordinaire
pour deux parties d'eau), ou d'une solution
d'alun (un des paquets n° 27 dissous dans un
tiers de verre d'eau). Ce tampon doit être intro-
duit le plus profondément possible.

Si ces moyens ne suffisent pas, introduire
dans la narine un tampon de charpie imbibée
de *Perchlorure de fer* (flacon n° 1), coupé de
moitié d'eau.

Si l'hémorrhagie continue, tamponnement,
qui devra être appliqué par un médecin.

* * *

EMPOISONNEMENTS

Lorsqu'une personne en bonne santé, après
l'ingestion de boisson ou d'aliments, est prise

subitement de nausées, de vomissements, de coliques, on peut soupçonner un empoisonnement. Il faut dire cependant que plusieurs maladies s'accompagnent des mêmes symptômes.

Le traitement varie nécessairement suivant la nature du poison absorbé. Aussi faut-il, quand le soupçon d'un empoisonnement se présente, faire mander en toute hâte un médecin.

Les premiers soins à donner consistent en ceci :

Provoquer des vomissements. Pour cela, le malade s'introduira les doigts dans la gorge, à plusieurs reprises. Il prendra aussitôt la poudre vomitive contenue dans un des paquets n° **23**. (Délayer ce paquet dans un demi-verre d'eau et l'avaler en une fois.)

Le médecin administrera ensuite le contre-poison approprié.

MORSURES D'ANIMAUX VENIMEUX

(VIPÈRE, SERPENTS, ARAIGNÉES VENIMEUSES.)

Symptômes.

Douleur aiguë avec engourdissement du membre. La partie mordue se gonfle, devient rouge. — Quelquefois le malade est pris de tremblement, de sueurs froides, de défaillances, d'oppression, de vomissements.

Traitement.

Si c'est un membre qui a été piqué (jambe, bras), établir une ligature au-dessus de l'endroit mordu, c'est-à-dire entre la piqûre et le tronc. Cette ligature se fait avec un mouchoir, que l'on serre fortement autour du membre.

Si on le peut, placer une ventouse sur la plaie, pendant 20 minutes, pour provoquer la sortie du venin avec l'écoulement du sang. (La petite ventouse que contient l'appareil est spécialement destinée à cet usage.)

Faire saigner la plaie.

Et *surtout* CAUTÉRISER LA PLAIE. Pour cela, après l'application de la ventouse, *introduire dans la plaie quelques gouttes d'ammoniaque caustique* (flacon n° 3).

Recouvrir ensuite la plaie d'une compresse imbibée d'eau froide.

Donner au blessé six gouttes d'ammoniaque (flacon n° 3) dans un verre d'eau sucrée ; — et, d'heure en heure, quelques cuillerées de bon vin.

PIQURES D'INSECTES

Symptômes.

Douleur, cuisson, brûlure. Gonflement de la partie avec rougeur et dureté.

Traitement.

Toucher la plaie avec de l'eau ammoniacale (20 gouttes d'ammoniaque (flacon n° 3) dans un quart de verre d'eau) ou avec de l'eau vinaigrée. — Puis appliquer sur la partie des compresses imbibées d'eau froide. — Chercher si l'aiguillon n'est pas resté dans la plaie. S'il y est resté, l'extraire doucement avec la pointe d'une épingle ou d'une aiguille, ou avec une petite pince.

BLESSURES, PLAIES, HÉMORRHAGIES

Quand une personne a été blessée, la première chose à faire, c'est de la soutenir ou de la relever avec précaution et de la placer dans une position aussi commode que possible, à l'abri du soleil notamment.

Découvrir ensuite avec précaution le membre blessé. Au besoin, couper les vêtements.

Laver la blessure avec de l'eau froide. —

Pour cela, imbiber d'eau froide une éponge ou un linge et l'exprimer au-dessus de la blessure, de façon à laver la plaie sans la toucher ou en la touchant le plus légèrement possible. (Ne jamais laver une plaie avec de l'eau salée, de l'urine, ou tout autre liquide. L'eau seule doit être employée à cet usage). — Débarrasser la plaie du sang ou des corps étrangers (terre, sable, etc.) qui peuvent y adhérer. — Si un corps étranger, comme un fragment de bois ou de fer, a pénétré dans les chairs, on n'en fera l'extraction que si elle peut avoir lieu facilement et sans tiraillement, sans déchirement. Sinon, on le laissera en place jusqu'à l'arrivée du médecin.

Placer la partie blessée dans la position la plus commode et la moins douloureuse. Lui donner une situation telle que l'ouverture de la plaie soit le moins large possible.

Puis, s'il y a hémorrhagie, combattre l'écou-

lement du sang par les moyens qui seront indiqués plus bas. S'il n'y a pas d'hémorrhagie, ou
si cette hémorrhagie est insignifiante, recouvrir
la plaie d'une compresse trempée dans de l'eau
froide. Arroser cette compresse d'eau froide de
temps à autre, jusqu'à l'arrivée du médecin.

Si même il ne s'agit que d'une coupure peu
étendue, sans contusion, à bords bien nets, on
peut, après ces premiers soins, procéder presque
aussitôt au pansement de la façon suivante :
Tailler des bandelettes de diachylon d'un centi-
mètre de largeur et d'une longueur suffisante
pour dépasser la plaie de part et d'autre de
plusieurs centimètres ; les chauffer un peu si le
diachylon n'est pas très-collant ; puis les appliquer sur la plaie, dont les bords seront rappro-
chés le plus possible avec les doigts. Placer la
première bandelette sur une extrémité de la
plaie ; placer la seconde sur la première, de
façon qu'elle la recouvre à moitié ; puis la

troisième sur la seconde, de la même façon, et ainsi de suite jusqu'à ce que *toute* la plaie soit recouverte. — Par-dessus, appliquer une compresse et une bande médiocrement serrée.

On peut encore se servir, surtout si la plaie est petite, peu étendue, de baudruche gommée. Pour cela on mouille avec la salive la face de la baudruche qui est recouverte de gomme, et l'on applique cette face sur la plaie. On maintient avec les doigts la baudruche sur la plaie jusqu'à ce qu'elle soit bien adhérente.

Si la plaie, au contraire, s'accompagne de contusion, avec douleur, sensibilité vive, la recouvrir simplement d'une compresse imbibée d'eau très-froide. Arroser d'eau cette compresse fréquemment, pour la tenir toujours froide et humide.

ARRÊTER L'HÉMORRHAGIE :

1° Si l'hémorrhagie est peu intense, recouvrir simplement la plaie d'une compresse imbibée d'eau (la plus froide possible). Arroser d'eau froide cette compresse de minute en minute.— Puis, l'hémorrhagie arrêtée, procéder au pansement comme il a été indiqué précédemment (bandelettes de diachylon, etc.).

2° Si l'hémorrhagie est plus abondante, recouvrir la plaie d'amadou ou d'un gâteau de charpie pressée ; placer par-dessus quelques compresses que l'on maintiendra à l'aide d'une bande modérément serrée.—Si, malgré ces soins, le sang continue à couler, défaire le pansement sans enlever les caillots de sang qui peuvent s'être déjà formés et qui contribuent à arrêter l'hémorrhagie. Imbiber rapidement un morceau d'amadou ou un gâteau de charpie de perchlo-

rure de fer (flacon n° 1) coupé d'un tiers d'eau ;
le placer rapidement dans la plaie, sur le point
d'où le sang paraît couler ; appliquer par-dessus
quelques compresses et rouler une bande autour
du membre en la serrant assez fort.

3° Le cas est très-grave si l'hémorrhagie est
très-abondante, et si surtout le sang s'écoule par
jets saccadés avec une couleur rouge écarlate.
La vie du blessé est alors en danger, et un
secours immédiat est nécessaire. — Appliquer aussitôt un ou plusieurs doigts dans la
plaie, sur le point d'où le sang paraît couler ; y
exercer une compression suffisante pour arrêter
l'écoulement du sang ; maintenir cette compression pendant qu'une autre personne prépare un
morceau d'amadou ou un gâteau de charpie
serrée qu'on imbibe bien de perchlorure de fer
(flacon n° 1). Puis, sans perdre de temps, placer rapidement cet amadou ou ce gâteau de
charpie ainsi préparé sur le point d'où jaillit le

sang ; placer au-dessus quelques compresses en exerçant une pression énergique, puis maintenir ces compresses à l'aide d'une bande fortement serrée. Au besoin, assurer encore cette compression par un mouchoir, un linge placé autour du membre par-dessus la bande, et qu'on tordra en y passant un bâton, une clef, etc. — *Mander en toute hâte un médecin près du blessé.*

Précautions générales : Tenir le blessé au repos. — Le placer dans une chambre bien aérée. — Eviter avec soin toute impression de froid.

Eviter surtout d'inquiéter le blessé sur les dangers de sa blessure. Ne pas lui parler ; lui assurer le calme physique et moral.

Boissons froides : limonade à l'orange, au citron ; eau sucrée avec quelques gouttes d'eau de Mélisse (flacon n° 8). — Ne jamais donner à un blessé une boisson spiritueuse comme vin, eau-de-vie, liqueurs. — Au cas seulement où le blessé aurait perdu beaucoup de sang et éprouverait des défaillances , lui donner de temps à autre quelques cuillerées de vin.

Le premier jour, bouillons, potages. — Dans les jours suivants, s'il n'y a pas de fièvre, d'abattement, permettre une nourriture plus substantielle et proportionnée à l'état du blessé.

— Si le blessé crache ou vomit du sang, le placer sur le côté ou sur le dos, la tête et la poitrine élevées. Lui faire prendre par petites gorgées de l'eau très-froide.

— Si un blessé *perd connaissance*, si on le voit défaillir, il faut s'empresser de desserrer ses vêtements, enlever et relâcher tous les liens qui peuvent comprimer le cou, la poitrine ou le ventre. Le coucher horizontalement, la tête basse. Faire sur le visage de brusques aspersions d'eau froide. Frictionner les tempes d'eau froide ou d'eau vinaigrée. — Lui faire respirer de l'ammoniaque (flacon n° 3) ou de l'éther (flacon n° 5). — Prolonger ces secours jusqu'au retour de la connaissance.

CONTUSIONS

Si la contusion est légère ou moyenne, elle guérit facilement par le repos et l'application sur la partie lésée de compresses imbibées d'eau très-froide ou d'eau blanche (une cuillerée à café d'extrait de saturne, flacon n° 7, dans un verre d'eau).

Si la contusion est forte et s'il y a de vives douleurs, repos absolu, application continue de cataplasmes de farine de lin arrosés de laudanum (20 gouttes de laudanum (flacon n° 2), sur un cataplasme). — Et même appliquer 15 à 20 sangsues sur la partie lésée.

S'il y a plaie, application de compresses

imbibées d'eau très-froide, fréquemment renouvelées.

FOULURES, ENTORSES, LUXATIONS

Si un déplacement violent s'est produit dans une jointure, placer et soutenir le membre dans la position qui occasionne le moins de douleurs au blessé. Éviter tout mouvement du membre. Mander aussitôt un médecin près du malade.

S'il s'agit d'une simple foulure, placer sur le membre des compresses imbibées d'eau blanche (une cuillerée à café d'extrait de saturne (flacon n° 7) dans un verre d'eau) et par-dessus une bande assez fortement serrée.

Pour une entorse, plonger le membre dans un vase rempli d'eau froide et l'y maintenir plusieurs heures (3 à 4 heures), en renouvelant l'eau à mesure qu'elle s'échauffe. Puis couvrir ensuite l'articulation de compresses imbibées d'eau froide, et renouveler ces compresses de cinq en cinq minutes. Après quelques heures, placer sur l'articulation des compresses imbibées d'eau blanche, et les recouvrir d'une bande assez fortement serrée.

— S'il y avait douleur, rougeur et inflammation vive de la partie, appliquer des cataplasmes de farine de lin arrosés de laudanum (20 gouttes de laudanum (flacon n° 2) sur un cataplasme).

Repos absolu pendant plusieurs jours.

FRACTURES

1° Débarrasser le membre blessé des vêtements qui l'entourent. (Pour cela, ne pas essayer d'enlever les vêtements sans les sacrifier;

les couper avec des ciseaux, couper de même les bottes, etc.). — Eviter toute secousse au blessé, tout mouvement brusque.

2° Soutenir le membre fracturé. Le placer sur un oreiller, sur un coussin de foin, de paille, d'herbe, etc. Au-dessous de ce coussin, s'il est possible, placer une petite planche de bois, qui assure l'immobilité du membre. — Engager le malade à éviter tout mouvement.

3° Pendant le transport du blessé, assurer au membre fracturé une immobilité absolue.— S'il s'agit du bras, de l'avant-bras, de l'épaule, soutenir le membre avec une écharpe.—S'il s'agit de la jambe ou de la cuisse, placer doucement et sans secousse le malade sur un brancard ; étendre avec précaution le membre sur un oreiller ; soutenir le pied qui tend à tomber de côté. On peut, dans ce cas, rapprocher le membre blessé du membre sain, les unir ensemble dans toute leur longueur avec des bandes ou des mouchoirs, sans trop les serrer, mais de manière que le membre sain soutienne l'autre et prévienne le dérangement de la fracture. Ce dernier moyen de contention sera surtout employé quand le blessé devra être transporté dans un endroit un peu éloigné.

4° Si la fracture s'accompagne de plaies, de déchirures, placer sur ces plaies des linges imbibés d'eau froide.

5° S'il y a perte de sang, combattre l'hémorrhagie par les moyens indiqués précédemment. (*Voyez* page 65.)

ASPHYXIE PAR ENFOUISSEMENT, PAR ÉBOULEMENT DE TERRE

Lorsqu'un ouvrier aura été surpris par un éboulement de terre et enfoui pendant un temps même fort court, on ne le dégage le plus sou-

vent que dans un état de mort apparente. Des
secours empressés et intelligents peuvent parfois le rappeler à la vie, alors même que l'en-
fouissement a duré un certain temps. Il ne faut
donc pas l'abandonner comme mort, parce qu'il
ne donne plus signe de vie. Il importe, au contraire, de savoir qu'il y a quelque chance de le
sauver, et de tout mettre en œuvre pour parve-
nir à ce but.

Le blessé étant complétement dégagé, le
coucher à terre. Si sa face est très-pâle, blanche, le coucher horizontalement et la tête basse.
Se conduire alors comme dans le cas de syncope (*Voy.* page 45). — Au contraire, si sa face
est livide, noirâtre (ce qui est le cas le plus
fréquent) maintenir la tête le plus élevée possible.

Dégager en toute hâte le cou et la poitrine
de tout vêtement. Enlever même le pantalon,
la blouse, le gilet.

Dès le premier instant que le blessé est dégagé, lui projeter avec force de l'eau au visage, et cela à plusieurs reprises (dix, vingt, trente fois de suite). Asperger de même la poitrine. — Placer un flacon d'ammoniaque (flacon n° 3) sous les narines. — Frictionner les membres (bras, avant-bras, cuisses, jambes) avec une flanelle imbibée d'eau vinaigrée ou avec une brosse, un linge quelconque. Continuer ces frictions avec persévérance, sans se décourager.— Frictionner les tempes, le front avec de l'eau vinaigrée.

Deux moyens très-efficaces doivent aussi être mis en œuvre :

1° Pratiquer ce qu'on appelle la *respiration artificielle* de la façon suivante : Placer une main de chaque côté sur la base de la poitrine et exercer une forte pression, de façon à déprimer les côtes ; cela fait, cesser toute pression et laisser la poitrine se relever. Puis après quelques secondes (10 secondes environ), répéter le même mouvement de pression, le cesser, le répéter encore, le cesser, et ainsi de suite. En un mot, réitérer pendant plusieurs minutes cette manœuvre, qui a pour but d'imiter les mouvements qu'exécute la poitrine lorsqu'on respire. — Attendre quelques minutes en examinant si la respiration se rétablit ; puis renouveler les mêmes tentatives à plusieurs reprises, en laissant toujours entre deux essais successifs quelques instants de repos.

2° Faire chauffer de l'eau ; plonger dans l'eau chaude un instrument quelconque, tel qu'un marteau, un outil ; l'y laisser un temps suffisant pour lui communiquer une forte chaleur. Puis appliquer cet instrument sur la partie antérieure et supérieure de la poitrine et le laisser en contact avec la peau pendant 2, 3, 5 secondes, de façon à produire une *brûlure*. Répéter cette application de minute en minute sur d'autres points de la poitrine ou au creux de l'estomac. Ces cautérisations raniment quelquefois le blessé d'une façon merveilleuse. — Si le blessé donne alors signe de vie, continuer ces applications, mais en laissant entre elles un intervalle de temps d'autant plus long que le malade semble donner plus d'espoir de revenir à la vie. Si le malade reprend ses sens, cesser aussitôt l'emploi de ce moyen. (Plus tard, ces brûlures seront pansées avec des linges imbibés d'huile d'amandes douces (flacon n° 10) ou enduits de cérat).

— On peut encore appliquer des sinapismes sur les membres inférieurs, sur le creux de l'estomac ou la région du cœur.

— Il importe de continuer longtemps l'emploi des divers moyens qui précèdent pour rappeler l'asphyxié à la vie. *Ne pas se décourager*, alors même que tout semblerait employé en pure perte, car il existe des exemples d'asphyxiés qui n'ont été sauvés qu'après une ou plusieurs heures de tentatives qui tout d'abord paraissaient devoir rester inutiles.

— N'essayer de faire boire le malade que lorsqu'il a repris ses sens. Ne pas introduire de liquides dans la bouche quand il est sans connaissance. Tout ce qu'on peut faire alors, c'est de laisser tomber entre les lèvres entr'ouvertes quelques gouttes d'eau-de-vie. Quand le malade a repris ses sens, lui faire prendre un peu d'eau froide additionnée d'eau de Mélisse (flacon n° 8).

— Surveiller ensuite le malade. Le faire boire de temps à autre. Placer, surtout dans les premières heures, quelques sinapismes sur les membres (mollets, cuisses, avant-bras).

III

PHARMACIE DE SECOURS

Cette pharmacie contient les principaux médicaments que peuvent réclamer certaines maladies ou certains accidents auxquels il importe de porter un secours immédiat.

On y a joint de plus quelques instruments et quelques accessoires propres à faciliter un secours d'urgence.

I

MÉDICAMENTS

Les médicaments qui entrent dans la boîte dite *Pharmacie de secours* sont tous contenus dans des flacons ou des paquets.

Chacun des flacons et des paquets porte un numéro d'ordre (1, 2, 3, 4, etc...) qui correspond au numéro par lequel est désigné chaque remède prescrit dans la Notice qui précède.

De plus, pour éviter toute erreur, chaque flacon porte une étiquette qui indique le nom du remède indiqué dans la Notice. De même, chaque paquet a son étiquette, qui indique à la fois le nom et la dose du remède.

Le mode d'administration de la plupart de ces médicaments se trouve expliqué dans la Notice. Pour ceux dont l'emploi n'y est pas spécifié, c'est au médecin seul qu'il appartient d'en faire usage.

Voici la liste, avec numéros de renvoi, des médicaments (1) qui entrent dans la *Pharmacie de secours :*

(1) Ces médicaments ont été fournis par M. Cavaillès ancien interne des hôpitaux civils, lauréat de l'École supérieure de Paris. (Rue Vivienne, 12, Paris.)

FLACONS

1 Perchlorure de fer.

2 Laudanum de Sydenham.

3 Ammoniaque caustique.

4 Chloroforme.

5 Ether.

6 Vinaigre des Quatre-Voleurs.

7 Extrait de saturne.

8 Eau de Mélisse.

9 Alcool camphré.

10 Huile d'amandes douces.

11 Teinture d'arnica.

12 Solution de nitrate d'argent.

(Cette solution contient *par goutte un centigramme* de nitrate d'argent cristallisé.)

13 Eau distillée.

(Pour servir à la préparation des collyres au nitrate d'argent.)

BOITES ET PAQUETS

14 Bols de diascordium.

(Dose, un gramme par bol.)

15 Thé.

16 Sulfate de quinine.

(Douze paquets, contenant chacun un gramme et demi de sulfate de quinine.)

17 Sulfate de quinine.

(Dix-huit paquets, contenant chacun un gramme de sulfate de quinine.)

18 Calomel.

(Dix paquets, contenant chacun un demi-gramme de calomel.)

19 Poudre d'ipécacuanha.

(Dix paquets, contenant chacun deux grammes de poudre d'ipécacuanha.)

20 Poudre d'ipécacuanha.

(Quatre paquets, contenant chacun trois grammes de poudre d'ipécacuanha.)

21 Sulfate de magnésie (sel d'Epsom).

(Huit paquets, contenant chacun quarante-cinq grammes de sulfate de magnésie.)

22 Sulfate de magnésie (sel d'Epsom).

(Dix paquets, contenant chacun trente grammes de sulfate de magnésie.)

23 Poudre vomitive.

(Six paquets de poudre vomitive, ainsi composés :
Poudre d'ipécacuanha.... deux grammes.
Emétique................ dix centigrammes.)

24 Emétique (tartre stibié).

(Douze paquets, contenant chacun dix centigrammes (deux grains) d'émétique.)

25 Crème de tartre.

(Dix paquets, contenant chacun vingt-cinq grammes de crème de tartre.)

26 Sulfate de zinc.

(Douze paquets, contenant chacun dix centigrammes (deux grains) de sulfate de zinc.)

27 Alun.

(Douze paquets, contenant chacun six grammes d'alun.)

28 Chlorate de potasse.

(Six paque..., contenant chacun cinq grammes de chlorate de potasse.)

29 Farine de moutarde.

(Pour sinapismes.—Pour faire un sinapisme, délayer

une ou deux poignées de cette farine dans de l'eau *tiède* ou de l'eau à la température ordinaire, de façon à obtenir une pâte demi-consistante, non fluide. Etendre cette pâte sur une mousseline ou sur un linge, dont on replie ensuite les bords, de façon à empêcher la pâte de couler. Placer sur la peau le sinapisme ainsi préparé, et l'y laisser environ 20 minutes, en surveillant l'action produite. — Ne jamais laisser le sinapisme sur la peau plus de 25 à 30 minutes.)

N. B.—Il est important de n'employer, pour la préparation des sinapismes, ni *eau chaude ni vinaigre*.

30 Farine de graine de lin.

(Pour cataplasmes.—Délayez la farine dans de l'eau ; chauffez. Etendez ensuite la pâte entre deux mousselines ou deux linges, et appliquez le cataplasme ainsi préparé.

31 Racine de guimauve.

LINGE ET ACCESSOIRES POUR PANSEMENTS

Linge.

(Six compresses carrées.)

Trois compresses longuettes.
Quatre bandes (8 mètres, 6 m., 3 m., 1 m.).
Mousseline à cataplasmes.
Charpie.
Deux compresses de flanelle.)

Sparadrap de diachylom (pour panse-
ments).
Baudruche gommée (pour pansements).
Amadou (pour les hémorrhagies).
Eponge.
Fil ciré; fil non ciré.

INSTRUMENTS

Porte-nitrate, garni, avec crayon de re-
change.
(Un crayon de pierre infernale pour cautérisations.)
Lancette.
Bistouri.
Pince.

Ciseaux,

Aiguille à suture.

Epingles ordinaires.

Epingles à suture.

Hydroclyse (pour lavements). — (Voir l'Instruction qui accompagne chaque instrument.)

Appareil à ventouses simples et à ventouses scarifiées.

Il comprend : 1° Deux verres à ventouses avec robinet; 2° une boule en caoutchouc s'adaptant sur le verre à ventouse; 3° un scarificateur à 6 lames.

(Voir l'Instruction de l'inventeur pour le maniement de l'appareil.)

Mesure graduée.

Pour mesurer les liquides. — Cette mesure est graduée par 5 grammes de liquide jusqu'à 30 grammes.

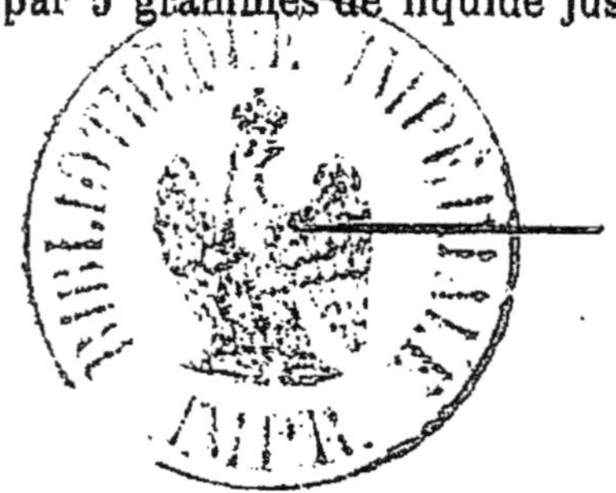

TABLE

2º Indication des premiers soins à donner aux malades et aux blessés, avant l'arrivée du médecin.

3° Pharmacie de secours.

Composition :